DU TRAITEMENT DES HERNIES

PAR LES

CEINTURES HERNIAIRES

Brevetées s. g. d. g.

De A. FICHOT

Fournisseur de l'Armée, de la Marine,
de l'Hôtel Impérial des Invalides, des Hôpitaux de Paris,
etc., etc.

ADMIS A L'EXPOSITION DE 1867

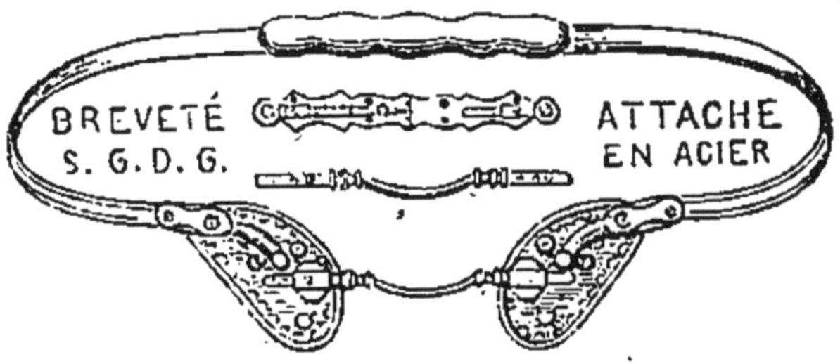

PARIS

Chez A. FICHOT, Bandagiste-Orthopédiste
164, RUE DE RIVOLI, 164

1866

DU TRAITEMENT DES HERNIES

PAR LES

CEINTURES HERNIAIRES

DU TRAITEMENT DES HERNIES

PAR LES

CEINTURES HERNIAIRES

Brevetées s. g. d. g.

De A. FICHOT

**Fournisseur de l'Armée, de la Marine,
de l'Hôtel impérial des Invalides, des Hôpitaux de Paris,
etc., etc.**

ADMIS A L'EXPOSITION DE 1867

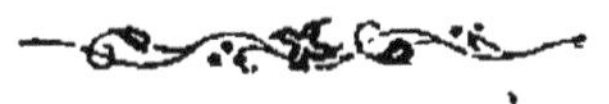

PARIS

Chez A. FICHOT

Bandagiste-Orthopédiste

164, RUE DE RIVOLI, 164

1866

DU TRAITEMENT DES HERNIES

PAR LES

CEINTURES HERNIAIRES

———

Depuis Celse, qui paraît être l'auteur le plus ancien dans les ouvrages duquel se trouve indiqué l'emploi d'un moyen propre à contenir les hernies, jusqu'à nos jours, les brayers ont subi de nombreuses modifications. Longtemps on s'est borné à l'application d'une bande de toile, au bout de laquelle était cousue une pelote de linge qui, placée sur l'ouverture de la hernie, s'opposait à l'issue des viscères.

Le *brayer*, — tel était alors le nom que portaient les bandages, — *dur et ferme* ne date que de l'époque où les bandagistes furent réunis en communauté sous le nom de *boursiers*. Quoique seuls autorisés à exercer cette industrie, les boursiers n'introduisirent cependant, dans la fabrication des bandages, aucune modification notable, et ce ne fut réellement qu'en 1676 que fut construite une véritable ceinture herniaire.

Vers le milieu du siècle dernier, Arnaud, Fauvel, Le Chandelier, proposèrent divers bandages, qui furent bientôt oubliés en faveur de ceux que construisait, par privilége exclusif, avec des ressorts de pendule, un horloger de Paris du nom de Blackey. Quelques années plus tard, les pelotes à air de Mouza, les *brayers* de Camper, de Richter, de Winssenboerh, de Savigny, etc., et de tant d'autres, obtinrent à leur tour une grande vogue.

Depuis cette époque, l'anatomie a porté la lumière dans toutes les branches de la chirurgie, et en particulier dans celle qui est relative aux hernies; elle a fait justice d'une foule d'erreurs. La cautérisation, la ligature, la castration, ne sont plus aujourd'hui regardées que comme des moyens de traitement absurdes ou dangereux. Les emplâtres de toutes sortes, qu'un charlatanisme éhonté n'a pas craint, dans ces derniers temps encore, de préconiser, ne sont plus considérées par les hommes sérieux que comme propres à tromper la crédulité des malades. Le fameux topique du prieur de Cabrière, dont Louis XIV avait acheté le secret, qu'il préparait de ses royales mains et qu'il distribuait lui-même à ses sujets herniés, était un remède insignifiant, véritable mystification dont on ne se douta qu'après la mort de ce roi.

Aujourd'hui que la doctrine des hernies a pris une forme scientifique, on n'a plus recours qu'au bandage pour s'opposer à la sortie des viscères de leur cavité naturelle, et dans quelques cas pour obtenir la cure radicale de cette infirmité.

Les bandages actuellement en usage sont

tous composés de ceintures, de ressorts et de pelotes, dont la forme, les dimensions et la position varient à l'infini.

Le *bandage anglais*, tant vanté, ne peut maintenir les hernies *difficiles*, à cause de la mobilité de ses pelotes ; à chaque instant, celles-ci pivotent, se retournent, et ne remplissent plus ainsi le but auquel elles sont destinées ; enfin, si parfois ce bandage parvient à s'opposer à l'issue des viscères, il ne doit cette action qu'à la puissance de ses ressorts, souvent au nombre de trois à quatre, superposés.

Les *bandages* dits *à compression permanente*, ceux *à crémaillère*, à *vis de rappel*, etc., méritent, à peu de chose près, les mêmes reproches que nous venons d'adresser aux précédents ; ils sont tous trop compliqués. Dans les bandages munis d'une vis, le moindre attouchement dérange la pelote ; dans les bandages à cric, un cran en plus occasionne une pression trop considérable ; un cran en moins permet à la hernie de glisser sou la pelote. Un bandage simple, d'une bonne fabrication et qui s'ajuste bien, n'a besoin d'aucune vis de pression ni d'inclinaison. Nous ne craignons donc pas de le dire, ces systèmes sont mauvais, en raison des inconvénients que nous venons de signaler ; ils ne peuvent être prônés que par le charlatanisme, et on ne les trouve plus que chez les *marchands de bandages* et non chez les bandagistes qui connaissent leur métier et fabriquent eux-mêmes leurs appareils.

Les ressorts sur lesquels sont fixées les pelotes de tous ces bandages, inventés vers le milieu du dix-septième siècle, n'ont guère subi de modification depuis cette époque ; ils agissent par leur élasticité ; aussi, quand ils sont trop forts, ils pénètrent dans les tissus, élargissent l'anneau herniaire et atrophient tous les organes qu'ils compriment. Ce n'est encore là que le moindre de leurs inconvénients, car si malheureusement les viscères viennent à sortir, la pelote revient sur elle-même, et il en résulte l'étranglement de la hernie : accident que

tout le monde sait être fréquemment mortel.
Quand, au contraire, le ressort est trop faible, la
pelote, cédant au moindre effort de la hernie,
il se produit un mouvement de va-et-vient qui
s'oppose à la guérison de cette infirmité. Les
bandages à ressort élastique ont certainement
beaucoup contribué à répandre l'opinion erro-
née qui fait regarder la hernie comme étant
une affection tout à fait incurable.

Le *bandage mou*, celui décrit par Celse, et
qui a été évidemment un des premiers employés,
ne peut, en raison de l'absence du ressort,
exercer jamais qu'une compression incomplète.
Si, pour obtenir cette compression, on serre
plus fortement la bande, il faut également ser-
ser le sous-cuisse, qui, dans ces bandages, est in-
dispensable ; l'appareil porte alors, si l'on est
debout, son action sur les points les plus sail-
lants du bassin ; si l'on est assis, le sous-cuisse
devient trop long, la pelote se retourne, et le
viscère s'échappe sans qu'on s'en aperçoive.
Aussi la hernie devient-elle volumineuse après

un certain laps de temps, et parfois très-rapidement. De là des accidents fréquemment observés, et dont Richter a cité plusieurs exemples. C'est donc avec raison qu'on a presque définitivement renoncé à son emploi. Disons cependant que les bandages mous, incapables de maintenir des hernies, même du plus petit volume, peuvent néanmoins rendre service aux individus obligés de garder longtemps le lit. En effet, dans la position horizontale, la hernie rentre le plus souvent d'elle-même, et, pour la maintenir, il suffit alors d'une pression très-modérée.

En résumé, *les lésions les plus fâcheuses sont souvent le résultat de l'application de tous les bandages dont nous venons de parler!*

Une *ceinture herniaire* bien faite doit exercer une pression douce, uniforme et constante sur l'ouverture par laquelle s'échappe le viscère; elle doit, en outre, n'être pas sujette à se déranger. La simplicité est encore une de ses conditions capitales; Richter l'a placée au premier rang. Nous venons de démontrer qu'aucun des bandages, parmi les plus en vogue, ne satisfait complétement à ces diverses indications.

Avons-nous été plus heureux que nos prédécesseurs et que nos collègues? Nous ne craignons pas de répondre par l'affirmative; cette affirmation s'appuie sur des faits nombreux, et on l'a dit depuis longtemps : à un fait il n'y a pas d'objection possible.

Il nous reste donc à indiquer les modifications que nous avons fait subir aux bandages; celles auxquelles nous nous sommes arrêté, après de longs tâtonnements et une expérimentation suivie avec persévérance pendant plus de dix ans.

Tous les chirurgiens sont d'accord sur ce point : que le bandage à ressort est le seul que l'on doit employer; seul, en effet, il peut suivre les mouvements de l'abdomen; il s'ouvre et cède quand cette cavité se distend, il se resserre et reste encore exactement appliqué quand elle diminue. Le ressort constitue donc une pièce importante dans la fabrication des ceintures herniaires. Ce ressort doit avoir une certaine élasticité, parce que, trop rigide, il fatigue et ne peut être longtemps supporté ; mais il n'est pas à dire pour cela que la résistance doive être négligée, et c'est justement à ce point de vue que notre bandage présente sur les autres une supériorité incontestée. Nous sommes parvenu à résoudre ce problème, si longtemps cherché, par un moyen très-simple : il nous a suffi de remplacer l'attache de cuir (courroie) par une en fer, à laquelle nous avons donné le nom de *branchette*.

Pour le bandage simple, que la hernie soit à droite ou à gauche, la courroie métallique est adaptée, d'un côté, sur le ressort, de l'autre, sur la pelote. Pour le *bandage double*, sur les deux pelotes, ainsi qu'on peut le voir par les figures ci-après (p. 16), qui représentent la première un bandage simple, la seconde un bandage double.

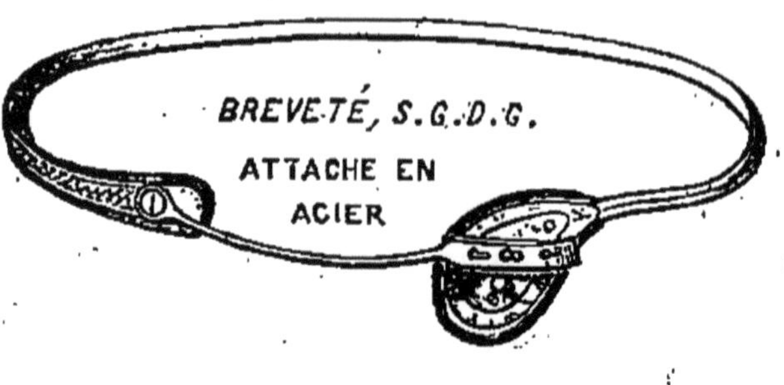

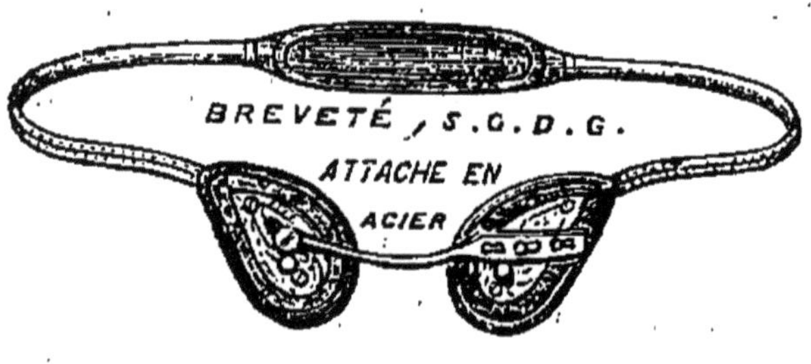

A l'une de ses extrémités, la branchette est fixée par une vis; l'autre extrémité, munie de trois trous pour obtenir à volonté l'allongement ou le raccourcissement de la ceinture herniaire, se fixe au moyen d'un bouton à tête limée de chaque côté. Quoique, ainsi attachée, la tige soit parfaitement maintenue, nous avons voulu donner encore plus de fixité au bandage. Dans ce but, une goupille est placée dans l'intérieur de la pelote; poussée par un ressort, elle pénètre dans le trou de la branchette, et elle ne peut en sortir que quand on appuie sur un bouton. Grâce à cette heureuse combinaison, toutes les conditions de solidité se trouvent remplies; l'appareil, jamais ne se déplace, ne se *décroche*, quels que soient les mouvements du corps; on peut monter à cheval et faire de la gymnastique sans le moindre danger.

En donnant à la branchette une courbe, grande ou petite, à volonté, on imprime sur l'ouverture aponévrotique la pression que l'on juge convenable : *rien de plus, rien de moins;* la compression a lieu de bas en haut, et la hernie est maintenue comme avec la main. Ainsi sont évités tous les accidents, — lésions des nerfs, inflammation du cordon, dilatation des tissus, étranglement presque toujours mortel, — que nous avons déjà énumérés, et auxquels les autres bandages donnent lieu si fréquemment.

La forme des pelotes n'a rien d'absolu : elle varie selon la manière d'être des hernies, et

selon le siége de la lésion. C'est pour ce motif
qu'avec mon système d'attache il est possible
de modifier tous les bandages à ressort, anciens
et modernes, français, simples ou doubles; anglais, à pelotes mobiles, à cric, articulés, etc.

Les faits qui ont péremptoirement démontré la supériorité de mes bandages se comptent
par centaines; on comprend que nous ne puis-
sions citer les noms des personnes chez les-
quelles on a vu maintenir les hernies les plus
volumineuses, et parfois même amener LA
GUÉRISON RADICALE DE LEUR INFIRMITÉ; mais il
nous est bien permis de dire que les plus émi-
nents chirurgiens des hôpitaux de Paris ont été
témoins de ces remarquables résultats. Parmi
eux nous citerons MM. Robert, Bauchet, Jobert
de Lamballe, Maisonneuve, Fouché, Verneuil,
Malgaigne, etc.

Du reste, cette supériorité a été, depuis plusieurs années déjà, déclarée à la Société impé-
riale de Chirurgie. Dans la séance du 9 septembre 1863, M. Giraldès, chargé d'un rapport sur

nos ceintures herniaires, après en avoir fait la description et démontré tous les avantages, s'exprimait en ces termes : « Ce bandage est élégant ; la résistance des pelotes est accrue et *rendue égale* au moyen de la tige d'acier qui va d'une pelote à l'autre. Avec cette modification ce bandage maintient parfaitement les hernies. »

Dans la séance suivante (23 septembre), l'illustre président de cette assemblée répondait en ces termes à une vaine réclamation de priorité : « La modification apportée par M. Fichot aux systèmes des bandages rigides, consiste dans le mode d'exécution et dans le mode d'application de la branche rigide ; cette modification est, en même temps NOUVELLE ET HEUREUSE. »

Nous pourrions encore reproduire de nombreux articles publiés dans les journaux de médecine, et tous favorables à notre invention ; nous nous bornerons à citer le travail remarquable sur les bandages inséré, il y a quelques mois, dans le *Courrier médical*, et dans lequel l'auteur, M. le Dr J. Maire, veut bien considérer nos ceintures comme constituant un véritable progrès en chirurgie herniaire.

Outre les hernies dont nous venons de parler, et qui n'ont leur siége qu'aux régions inguinale et crurale, il en est une encore, plus rare il est vrai, mais toutefois assez fréquente, chez les femmes, pour qu'elle ait mérité de fixer notre attention : c'est la *hernie ombilicale.*

Maintenue, quelquefois, — mais rarement, — à l'aide d'une simple ceinture munie d'une pelote diversement conformée, cette hernie peut néanmoins acquérir un volume tellement considérable et se trouver dans des conditions telles que cet appareil de contention devient insuffisant et même dangereux. Quelques médecins croient qu'une ceinture abdominale avec une pelote ombicale est le meilleur appareil à opposer à cette hernie; cela est vrai dans quelques cas, mais le plus souvent il est insuffisant, à cause des déplacements que pré-

sentent à chaque instant les parois abdominales ;
du reste, pour être utile, une *ceinture abdomi-
no-ombicale* doit être très-bien faite, ce qui
a lieu rarement.

Les bandages ombilicaux à un seul ressort
offrent, eux aussi, des inconvénients : il est
très-difficile de les maintenir en place, et
quand on serre la courroie un peu trop fortement, la pelote, déviant de la position qu'elle
est destinée à occuper, la hernie sort aussitôt
par l'orifice anormal; mais si la pelote porte
exactement au centre herniaire, le tampon,
agissant en vertu de l'élasticité du ressort, et
exerçant une pression constante d'avant en
arrière, pénètre dans l'ouverture herniaire, la
dilate, l'agrandit, et quand on retire le bandage
la hernie est plus volumineuse qu'avant qu'il
ne fût appliqué.

Nous avons remédié à tous ces inconvénients
par une brisure située sur les côtés de la pelote, qui permet d'incliner celle-ci et de la relever à volonté.

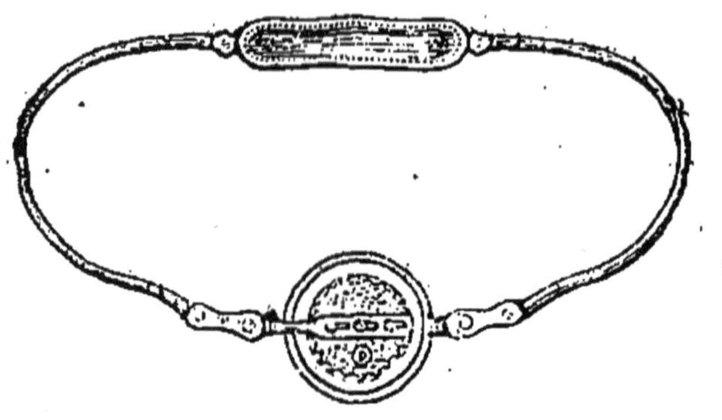

Système breveté.

Le ressort fait le tour du corps, s'attache à la partie antérieure à l'aide d'une patte munie de trois trous destinés à l'allongement et au raccourcissement de l'appareil. Ce bandage, une fois attaché, ne se déplace pas. *Restant ouvert* et sa pression étant tout à la fois *légère* et *énergique*, jamais ne se produisent ni excoriation, ni douleurs sur les côtés ou sur l'épine dorsale ; avantages que sont bien loin de présenter tous les autres appareils contentifs. Du reste, l'expérience, s'appuyant sur de nombreuses observations, a depuis longtemps déjà démontré la supériorité de notre *ceinture ombicale* sur tous les bandages mis en usage jusqu'à ce jour.

Nos recherches et, disons-le, nos succès dans la fabrication des bandages herniaires, nous donnèrent, il y a déjà bien des années, l'idée d'appliquer nos principes à une ceinture destinée à remédier à une infirmité particulière aux femmes, à cause de leur organisation. Je veux parler des abaissements de la matrice.

Il ne m'appartient pas d'énumérer tous les inconvénients inhérents à l'emploi des pessaires, qui ont pour but de placer l'utérus dans sa position normale ; ce qui est certain, c'est que les *ceintures hypogastriques* sont reconnues souvent nécessaires par les médecins, dans le but d'exercer une action destinée à relever la matrice, à la soutenir et à s'opposer ainsi aux *descentes* trop considérables de cet organe.

Les ceintures hypogastriques en tissu n'ont pas toutes une action identique ; les unes, munies d'un coussin à la partie inférieure, ne peuvent être maintenues en place sans sous-cuisses, ce qui ne laisse pas d'être très-incommode. Dans le cas contraire, elles remontent, et le coussin se trouve au milieu de l'abdomen. Les ceintures hypogastriques à ressort et à plaque fonctionnent mieux, quand elles sont bien faites; celles avec des branches au-dessus de la plaque et munies d'une clef sont mauvaises, en raison de la disposition défectueuse des ressorts : quand on veut serrer la pelote, les branches pénètrent dans les hanches à une profondeur parfois considérable.

Je suis l'inventeur d'une importante modification apportée à ces ceintures; modification qui consiste en un point d'arrêt disposé aux charnières. Aussi la ceinture que je construis actuellement, m'appuyant sur les données anatomiques et mécaniques les plus récentes, a-t-elle déjà reçu la sanction de tous les hommes les plus haut placés dans la science. Constamment elle remplit le but auquel elle est destinée, et cela sans fatigue, sans même que la personne atteinte ait conscience de l'appareil qu'elle porte.

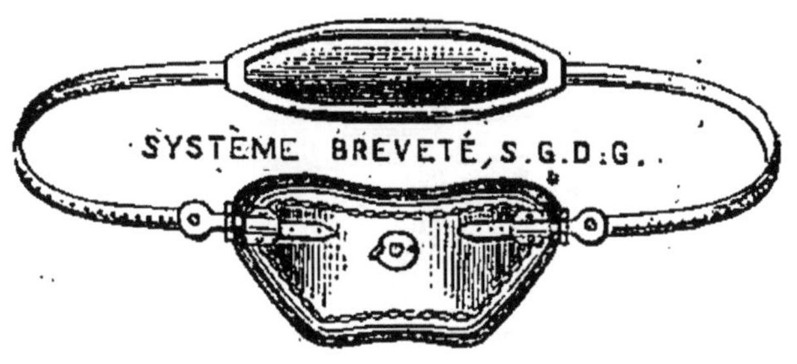

La figure ci-dessus explique, du reste, notre système; elle montre que cette ceinture s'attache devant et derrière, en ne prenant son point d'appui que sur ces deux régions. Les ressorts, étant mobiles et articulés, ne touchent pas les hanches et laissent libres tous les mouvements du corps.

Enfin, pour compléter la série de nos appareils, nous en avons construit un destiné aux personnes atteintes d'hémorrhoïdes ou affectées de chute du rectum. Portatif, n'occasionnant aucune gêne, il permet non-seulement de s'asseoir sur les corps durs, mais encore de monter à cheval et de vaquer à ses occupations ordinaires.

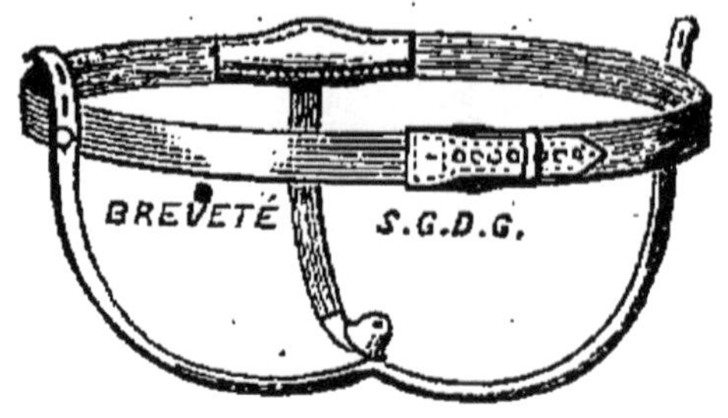

Cet appareil a, en outre, l'avantage de prévenir la dilatation des veines, et partant, l'apparition de tous les accidents qui accompagnent les varices. Souvent par son emploi se guérissent les hémorrhoïdes; toujours il les empêche d'augmenter. Cet appareil est donc un véritable perfectionnement, qui nous a déjà valu un grand nombre de succès dans les cas les plus graves.

DES APPAREILS ORTHOPÉDIQUES

Notre maison s'occupe également de la fabrication de tous les appareils orthopédiques. A la plupart d'entre eux nous avons apporté d'heureuses modifications, mais nous ne pouvons faire de chacun d'eux une description particulière. Qu'il nous soit permis cependant d'appeler l'attention des médecins et du public sur *les bras et sur les jambes artificiels,*

BRAS ARTIFICIEL.

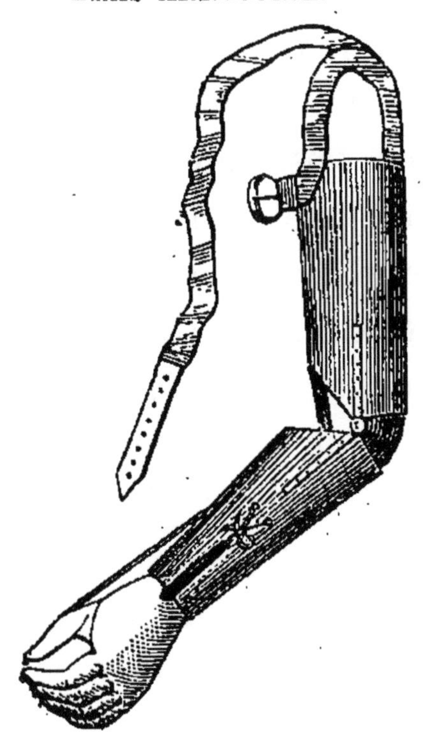

Le bras artificiel que nous fabriquons et que son inventeur a nommé « *utile* » est d'une très-grande simplicité. Ses avantages incontestables, son prix modique lui ont valu les sanctions les plus hautes et les plus méritées, et aujourd'hui il est adopté par l'assistance publique et par Leurs Excellences les ministres de la guerre et de la marine, dont je suis le fournisseur. Que l'amputation ait eu lieu au-dessus ou au-dessous du coude, le bras ou la main artificiels dissimulent parfaitement la difformité. Il met à même une personne amputée à l'avant-bras d'écrire, de saisir un poids de 500 grammes, de le maintenir et de l'abandonner à volonté.

Lorsque dans l'opération tout l'avant-bras s'est trouvé compris, l'appareil fonctionne également bien, et l'articulation du coude artificiel peut agir même sans l'intervention de la main naturelle. Un cliquet fixe l'avant-bras à un point donné, qui permet à la personne amputée de porter un poids assez lourd, d'appuyer sur une fourchette, de tenir son ouvrage pour coudre, etc.

L'avant-bras artificiel utile a eu les honneurs d'une description particulière faite dans le *Dictionnaire de médecine pratique* par M. le Dr Demarquay, chirurgien en chef de la Maison municipale de santé.

JAMBE ARTIFICIELLE.

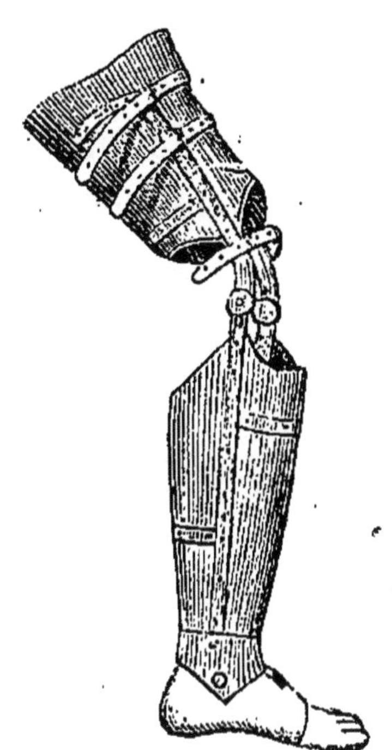

Pour qu'une jambe artificielle soit bien faite, elle doit permettre à la personne qui la porte de marcher sans fatigue; elle doit, en outre, être fixée solidement au moignon et ne déterminer ni douleur, ni blessure. On comprend que ces appareils doivent, dans leurs formes comme dans leurs dimensions, varier à l'infini. Nous nous efforçons, dans la fabrication des jambes artificielles, de remplir les conditions de simplicité, de légèreté, de solidité et de *bon ajustement*, conditions essentielles, qui, réunies à celles du bon marché, nous ont valu, jusqu'à ce jour, l'approbation de tous les médecins qui ont bien voulu nous confier leurs malades.

Imprimerie de l'ILLUSTRATION,
Auguste Marc, 22, rue de Verneuil.

PARIS

Imprimerie de l'ILLUSTRATION

Aug. MARC, 22, rue de Verneuil.

9 782019 255916